RECHERCHES CHIMIQUES

SUR

LE CERVEAU

PAR

LE DOCTEUR A. E. BOURGOIN

Lauréat des Hôpitaux de Paris,
Pharmacien en chef de l'hôpital du Midi, Licencié ès sciences physiques,
Membre de la Société pharmaceutique de l'Indre,
de la Société chimique de Paris.

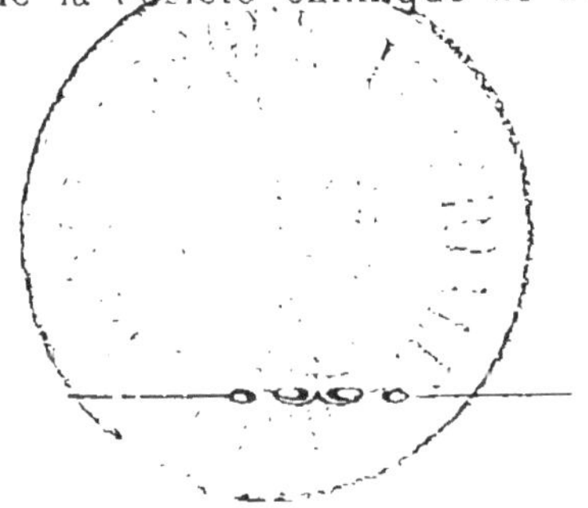

PARIS

IMPRIMERIE DE PILLET FILS AINÉ

5, RUE DES GRANDS-AUGUSTINS

—

1866

RECHERCHES
CHIMIQUES
SUR LE CERVEAU

Premier Mémoire

Un grand nombre de savants se sont occupés de l'histoire chimique du cerveau : Vauquelin, Kuhn, Gmelin, Couerbe, et dans ces dernières années, Frémy, Thompson, de Bibra, Müller.

Sans analyser les mémoires de ces auteurs, ce qui nous entraînerait trop loin, jetons un coup d'œil rapide sur les résultats déjà obtenus; de cette manière, on pourra voir combien sont nombreuses et importantes les questions qui restent encore à l'étude.

Vauquelin traite la matière cérébrale par l'alcool, et il en retire principalement une matière blanche qui se dépose par le refroidissement et qu'il prend pour un composé défini.

Couerbe, reprenant ce travail, démontre que la matière blanche de Vauquelin est un mélange de deux substances, l'une cristallisant aisément en lames légères et brillantes qu'il assimile à la cholestérine; l'autre, non cristalline, qu'il désigne sous le nom de cérébrote. La plupart des autres résultats indiqués par Coucrbe sont inexacts. C'est ainsi qu'il trouve dans sa cérébrole, non-seulement du phosphore, mais encore du soufre; sa céphalote l'éleencéphol, ne sont que des mélanges en proportion variable de matières grasses azotées et phosphorées.

Les déductions physiologiques de cet auteur sont également sans valeur : ayant trouvé 2,5 % en moyenne de phosphore dans un cerveau sain, 1,5 dans celui d'un idiot, tandis que celui d'un aliéné en renfermait jusqu'à quatre parties, il se croit en droit d'en conclure qu'un excès de phosphore produit une excitation générale du système nerveux conduisant à la folie, tandis que la diminution de cet élément affaiblit l'intelligence; il est inutile de s'arrêter à discuter la valeur de pareilles assertions. J'indiquerai plus loin l'une des causes probables de ces variations du phosphore au sein de la masse cérébrale.

Un travail qui fait époque est celui de M. Frémy. Cet auteur admet dans le cerveau :

1° De l'acide cérébrique, libre ou combiné à la soude;

2° De l'acide oléophosphorique, combiné à la soude;

3° Des corps gras et de petites quantités d'acides gras;

4° De la cholestérine;

5° Enfin de l'eau, des matières albuminoïdes.

Les résultats de ce travail ont été attaqués par plusieurs auteurs, entre autres par de Bibra et Müller. Il est, en effet, certain que la nature acide de l'acide cérébrique n'est rien moins que démontrée; la nature de l'acide oléophosphorique est problématique, car l'auteur lui-même avoue n'avoir pu l'obtenir assez pur pour en donner une analyse.

Müller retire du cerveau du bœuf : de la cholestérine; un corps neutre, azoté, non phosphoré, dont les propriétés sont analogues à celles de l'acide cérébrique; enfin une petite quantité de matières grasses, d'acide lactique, d'acides gras, d'acide urique et d'inositée.

Telles sont, en quelques mots, les recherches qui ont été faites sur la matière cérébrale; on voit que les résultats obtenus laissent une grande incertitude sur un grand nombre de points.

Dans ce premier mémoire, j'étudierai la composition générale du cerveau en procédant d'abord à l'examen comparatif de la matière grise et de la matière blanche; puis je ferai voir que l'acide cérébrique ne renferme pas de phosphore quand il a été convenablement purifié. J'ai dû d'abord commencer cette étude sur des cerveaux sains ou du moins ayant appartenu à des individus dont la mort n'était pas due à une altération pathologique du système nerveux : comment, en effet, sans la connaissance préalable de la nature d'un tissu sain, pouvoir interpréter convenablement les modifications dues à un état pathologique?

I

DÉTERMINATION DE L'EAU.

Une donnée importante à connaître tout d'abord, c'est la quantité d'eau contenue dans la matière cérébrale.

Les auteurs qui se sont occupés de cette question présentent peu d'accord entre eux; c'est ainsi que Frémy indique 88 pour 100 d'eau, proportion beaucoup trop forte; d'autres admettent seulement 75 parties. Il est facile d'expliquer ces divergences si l'on observe que le cerveau est peut-être de tous les tissus du corps le plus hygrométrique; il faut donc se mettre en garde contre cette propriété, éviter l'emploi des linges humides, procéder à l'analyse dans le plus bref délai possible. De plus, il était intéressant d'étudier comparativement la matière blanche et la matière grise, cette dernière pouvant être enlevée avec précaution en quantité suffisante à la surface des circonvolutions.

Des couches minces de matière ont donc été placées dans des capsules tarées à l'avance et le tout a été soumis à la dessiccation dans une étuve à eau chauffée seulement à 75°, car j'ai reconnu que si on porte de suite la température à 100°, la substance cérébrale subit une altération marquée; à la fin cependant de l'opération, on peut élever la température jusqu'à 90°, afin d'être sûr d'obtenir une dessiccation complète. Voici le résultat de ces expériences :

MATIÈRE BLANCHE des lobes antérieurs.	APRÈS dessiccation.	EAU pour cent.	MATIÈRE GRISE des circonvolutions.	APRÈS dessiccation.	EAU pour cent.
gr.	gr.	gr.	gr.	gr.	gr.
N° 1. 10.40	2.80	73.08	11.11	2.05	82.25
N° 2. 10.22	2.73	73.39	7.86	1.25	84.41
N° 3. 14.21	3.77	73.49	10.19	1.59	84.37
N° 4. 6.52	1.71	73.93	10.49	1.60	84.66
N° 5. 5.96	1.60	73.16	7.70	1 33	82.73
N° 6. 7.93	2.13	73.15	13.68	2.06	84.74
N° 7. 10.262	2.787	72.85	8.48	1.439	83.03

Chacun des résultats qui précèdent est une moyenne de trois expériences au moins. On peut conclure de là :

1° Que la substance blanche renferme en moyenne 73,50 pour 100 d'eau;

2° Que la matière grise en renferme 83 pour 100.

J'ai ensuite examiné de la matière cérébrale sans distinction de matière blanche et grise, et j'ai trouvé des nombres qui varient de 78,5 à 80,5; moyenne 79.

Il est maintenant facile d'évaluer la quantité totale d'eau contenue dans un cerveau humain. Il suffit de connaître le poids moyen de cet organe. Voici le poids de 7 cerveaux (y compris le cervelet), soigneusement débarrassés de toutes leurs enveloppes, même de l'arachnoïde.

N° 1...........	1 k.	210	Moyenne : 1 k. 232 gr.
2...........	1	283	
3...........	1	065	
4...........	1	205	
5...........	1	187	
6...........	1	261	
7...........	1	420	
TOTAL...	8	631	

On a donc enfin pour un cerveau de 1 k. 232 gr. :

Mat. solides	265 gr.
Eau	967
Somme	1,232

J'ai fait quelques expériences sur des cerveaux de mouton et j'ai trouvé une moyenne de 77 pour 100 d'eau, sans distinction de matière blanche et grise.

II

DÉTERMIMATION DU PHOSPHORE.

Les déterminations qui vont suivre ont été faites sur la substance cérébrale desséchée comme il a été dit précédemment.

Le phosphore a été déterminé en ajoutant à la matière vingt fois son poids environ d'un mélange de carbonate de soude et d'azotate de potasse; puis, projetant la masse par petites portions dans un creuset de platine chauffé au rouge sombre, la matière reprise par l'eau distillée doit donner une solution limpide que l'on sursature par l'acide chlorhydrique en excès; rendant ensuite la liqueur ammoniacale, on y ajoute une dissolution de sulfate de magnésie et on agite vivement. Le lendemain, le précipité, lavé sur un filtre, est calciné dans un petit creuset de platine: son poids, multiplié par 0,2793 donne la quantité de phosphore cherchée. Des expériences faites à blanc avec les mêmes réactifs ne doivent donner aucune trace de précipité; cette vérifica-ion est indispensable si l'on veut être sûr de ses résultats.

Ceci posé, voici le détail des expériences.

Cerveau n° 1.

		Poids du précip.	Phosph. 0/0.
Mat. grise	1.50	0.127	2.364
Mat. blanche	1.50	0.090	1.675

Cerveau n° 2.

Mat. grise	1.055	0.093	2.462
Mat. blanche	1.316	0.084	1.782

Cerveau n° 3.

Mat. grise	0.823	0.110	3.73
Mat. blanche	1.328	0.142	2.98

Cerveau n° 4.

Mat. grise	1.08	0.078	2.017
Mat. blanche	1.277	0.068	1.487

Cerveau n° 5.

Mat. grise	1.60	0.126	2.199
Mat. blanche	1.16	0.064	1.541

Cerveau n° 6.

Mat. grise et blanche	1.314	0.095	2.02

J'ai fait un grand nombre d'expériences semblables, mais il est inutile de les rapporter, car elles n'ajouteraient rien au tableau qui précède. De ces déterminations on peut tirer les conséquences suivantes :

1° Le phosphore se trouve en plus grande quantité dans la matière grise que dans la matière blanche;

2° La proportion de cet élément peut varier dans des limites assez étendues;

3° La proportion moyenne est de 2 pour 100 dans la substance cérébrale desséchée.

A quoi faut-il attribuer les différences observées? Couerbe pense que la proportion de phosphore est en rapport avec l'intelligence de l'individu, de telle sorte que la disparition de cet élément réduirait, dit-il, l'homme à la triste condition de la brute; il s'agit ici d'un problème à tant d'inconnues que cette assertion isolée n'a évidemment aucune valeur. Je crois que l'une des causes les plus efficaces, capables d'amener ces variations, est la suivante.

Le cerveau n° 3 est celui qui contient la quantité de phosphore maximum; or, le sujet auquel il appartenait et dont j'ai eu occasion de faire moi-même l'autopsie, est mort d'une phthisie arrivée à la dernière période; tout le corps était d'une maigreur extrême; 25 ans environ, rien d'anormal dans la constitution. Le cerveau ne pesait que 1 k. 065, se trouvant ainsi le moins pesant de tous ceux qu'il m'a été donné d'examiner. En rapprochant cette circonstance de cet autre fait que le phosphore existe ici en quantité maximum, n'est-il pas naturel d'admettre que les matières grasses proprement dites et exemptes de phosphore sont resorbées en plus grandes quantité dans le cerveau que les autres principes? Il paraît donc probable que le cerveau, dans les maladies qui amènent l'émaciation, obéit à la loi qui s'applique aux autres tissus. Mais j'ai hâte de quitter un terrain aussi glissant, sur lequel il est si facile de s'égarer et de se faire illusion.

De semblables questions ne pouvant être résolues que par des recherches très-approfondies et très-multipliées.

III

DÉTERMINATION DE L'AZOTE.

Tous les auteurs sans exception ont constaté la présence de matières azotées dans le cerveau. Dans quelles proportions s'y trouvent ces substances? Voici les analyses qui répondent à cette question.

Cerveau n° 1.

Mat. grise	0.245 donne AzH^3 = 0.021921	Az °/₀ = 7.37
Mat. blanche	0.291 — 0.022662	— 6.41

Cerveau n° 2.

Mat. grise	0.328 donne AzH^3 = 0.02925	— 7.34
Mat. blanche	0.351 — 0.02822	— 6.64

Cerveau n° 3.

Mat. grise	0.317 donne AzH^3 = 0.02813	— 7.29
Mat. blanche	0.2725 — 0.02102	— 6.35

Cerveau n° 4.

Mat. grise	0.226 donne AzH^3 = 0.02472	— 9.00
Mat. blanche	0.410 — 0.03550	— 7.12

Cerveau n° 5.

Mat. grise et blanche	0.276 donne AzH^3 = 0.02315	— 6.98

Cerveau n° 6.

Mat. grise et blanche	0.650 donne $AzH^3 = 0.0536$	Az $^0/_0 = 6.79$

On voit d'après ce tableau que l'azote, comme le phosphore, peut varier dans certaines limites; mais un fait qui paraît constant, c'est que la matière grise est plus azotée que la matière blanche : 100 parties de matière cérébrale desséchée renfermant en moyenne 6,85 d'azote, on voit que le cerveau renferme de 18 à 20 grammes d'azote, tandis qu'il ne contient que 5 grammes environ de phosphore, c'est-à-dire une quantité quatre fois moindre en poids.

A quel état se trouvent ces deux éléments? Existe-t-il plusieurs matières phosphorées, plusieurs matières azotées? Pour résoudre cette question, j'ai dû employer un procédé systématique d'analyse, et c'est ainsi que j'ai été amené à déterminer la composition générale du cerveau.

IV

COMPOSITION GÉNÉRALE DU CERVEAU.

24 gr. 75 de matière cérébrale desséchée provenant d'un cerveau renfermant 80 pour 100 d'eau, ont été épuisés par de l'alcool bouillant à 90°; après trois traitements successifs, ayant exigé plus de 1 kilog. d'alcool, il est resté un résidu insoluble égal à 11 gr. 25.

Pour ne pas revenir sur cette matière insoluble, je dirai que son examen chimique indique qu'il s'agit d'une substance possédant la composition des matières albuminoïdes insolubles. Voici une détermination d'azote qui confirme cette manière de voir :

Matière : 0.1545.

$5^{c.c}$ d'acide sulfurique répondant à $AzH^3 = 0,08847$ exigent :

Avant l'expérience	215 div. de baryte.
Après —	144 —
Divisions saturées	71 d'où Az $^0/_0$: 15.572

Deux autres expériences m'ont donné 15,565 et 15,574; or, les analyses des substances albuminoïdes indiquées par les auteurs donnent précisément les mêmes quantités d'azote.

Enfin, 1,432 ayant été traités par le mélange de carbonate de soude et de nitre, ont donné 0,034 de précipité magnésien, ce qui correspond à 0,663 de phosphore pour 100.

Mais une question se présente ici : ces matières albuminoïdes existent-elles dans le cerveau à l'état soluble ou à l'état insoluble? Pour résoudre ce problème 53 gr. 125 de cerveau frais réduit en pulpe ont été épuisés par de l'eau distillée froide, puis la liqueur aqueuse a été portée à l'ébullition. Le coagulum desséché pesait 1 gr. 20; or, 53 gr. 115 répondent à 4 gr. 82 de matière albuminoïde, d'où il suit que cette expérience indique que le quart seulement des matières albuminoïdes du cerveau existe à l'état soluble.

La liqueur alcoolique qui a servi à l'épuisement laisse déposer par le refroidissement une matière d'un blanc jaunâtre, et au sein du liquide on voit briller des lamelles cristallines bien définies : c'est là la matière blanche de Vauquelin, sur laquelle nous reviendrons plus loin.

Ce précipité pèse $3^{gr},80$; traité par l'éther, il se comporte de la manière suivante :

Mat. soluble dans l'alcool bouillant	$3^{gr}.80$
— dans l'éther	$1^{gr}.71$
Résidu insoluble dans l'alcool froid et l'éther	$2^{gr}.09$

Ce résidu est de la cérébrine impure, tandis que la partie soluble dans l'éther est en grande partie formée de cholestérine et de matières grasses.

L'alcool au sein duquel le dépôt s'est formé, évaporé au quart, a donné un dépôt (B = 0,98) qui s'est trouvé entièrement soluble dans une petite quantité d'éther froid, ce qui prouve qu'il ne contenait pas de cérébrine en quantité appréciable.

L'évaporation a ensuite été poussée jusqu'au bout, et la masse ainsi obtenue a été épuisée par l'eau distillée : le résidu, insoluble dans l'eau (c = 6,6), s'est trouvé entièrement soluble dans l'éther froid. Enfin, l'eau résultant du traitement précédent a fourni un extrait aqueux du poids de 1gr,75.

En résumé, 24gr,75 de matière cérébrale desséchée donnent 13gr,50 de matières solubles, qui renferment :

Cérébrine	2gr.09
Matière soluble dans l'éther	1gr.71
Matière (B + C) soluble dans l'alcool froid	7gr.94
Extrait aqueux	1gr.75
Total	13gr.49

Ces résultats, rapprochés de ceux qui précèdent, permettent d'établir la composition générale du cerveau, dans l'échantillon soumis à l'examen. On trouve ainsi que 100 p. de mat. cérébrale renferment :

Eau		80gr.00
Cérébrine		1gr.70
Cholestérine et matières grasses		7gr.80
Matières albuminoïdes	solubles	2gr.28
	insolubles	6gr.82
Extrait aqueux (matière azotée)		1gr.40
		100gr.00

Ces résultats s'éloignent beaucoup de ceux de M. Frémy, qui indique pour 100 p. :

Eau	88
Albumine	7
Matières grasses	5

Examinons maintenant les produits obtenus précédemment. Matière éthérée soluble (B + C) :

1° Dosage du phosphore. — Matière	1gr.562
Poids du précipité	0gr.098
D'où Ph °/₀	1gr.075

Ceci indique que la matière phosphorée doit être recherchée dans ce produit.

2° Dosage de l'azote. — Matière 0gr.341
5cc d'acide titré (répondant à $AzH^3 = 0,8847$) exigent :

Avant l'expérience	216	div. d'eau de baryte.		
Après —	190	—	—	
Divisions saturées	26	d'où 2,57 °/₀ d'azote.		

Ce résultat n'offrant rien de particulier, passons à l'examen de l'extrait aqueux.

Extrait aqueux.

Il est acide au papier de tournesol, ce qui tient à la présence d'une petite quantité d'acide phosphorique; il est extrêmement hygrométrique; desséché, il devient dur, mais il se ramollit aisément par l'action de la chaleur. Sa solution concentrée précipitant par l'acide nitrique et par l'acide oxalique, j'ai d'abord cru à la présence de l'urée, mais un examen plus approfondi, fait de concert avec M. le professeur Berthelot, a démontré que ce liquide, en réalité, ne renferme pas trace de ce principe. J'ai eu dès lors recours au dosage du phosphore et de l'azote :

1° Phosphore. — Mat. 0gr.812 ; précip. magnés. 0gr.018
D'où Ph °/₀ 8gr.061
2° Azote. — Matière 0gr.205

5cc de la solution exigent :

Avant l'expérience	217
Après —	168
Divisions saturées	49

Ce qui répond à 8,03 d'azote pour 100.

Ce dernier résultat est intéressant, car il démontre que l'extrait aqueux renferme une matière azotée particulière, comme les réactifs primitivement employés l'avaient fait soupçonner. Quelle est la nature de ce principe? Comme il est extrêmement soluble dans l'eau, j'ai essayé de l'obtenir directement en traitant d'un seul coup par de l'eau distillée, jusqu'à trois cerveaux réduits en pulpe; malheureusement, l'opération se fait mal, parce que les liqueurs ne filtrent qu'avec la plus grande difficulté, de telle sorte que l'on perd une partie des produits. Les liqueurs ayant été soumises à l'ébullition, afin de coaguler les principes albuminoïdes, ont été ensuite évaporées au bain-marie; d'abord incolores ou, mieux, légèrement jaunâtres, elles se sont fortement colorées vers la fin de la concentration; bref, j'ai obtenu un liquide sirupeux précipitant légèrement par l'acide nitrique pur, bien qu'il ne renfermât ni matières albuminoïdes, ni urée; j'ai constaté que ce liquide réduit la liqueur cupropotassique, ce qui semble indiquer la présence d'un principe sucré.

Ne pouvant obtenir aucun résultat satisfaisant par ce

moyen, j'ai traité le liquide par l'acétate basique de plomb, qui donne un précipité abondant; ce précipité a ensuite été décomposé par un courant d'hydrogène sulfuré; mais la liqueur, filtrée puis évaporée, s'est colorée vers la fin de l'opération, et je ne suis parvenu à isoler aucun principe défini. Ce point reste donc à éclaircir; je me propose d'y revenir plus tard.

V

DE LA CÉRÉBRINE.

La cérébrine est la matière blanche de Vauquelin purifiée, la cérébrote de Couerbe, l'acide cérébrique de Frémy. Le nom de cérébrine est celui qui me paraît le plus convenable pour désigner ce corps, car les expériences de Frémy touchant la nature acide de ce corps ne sont nullement concluantes; et, comme le fait judicieusement observer de Bibra, cette substance jouirait-elle de la faculté de se combiner à certaines bases, que cette propriété ne serait pas suffisante pour en déterminer la fonction chimique.

Les auteurs sont peu d'accord sur sa composition, ce qui tient sans doute à ce que ce corps n'a pas été réellement obtenu à l'état de pureté. Voici quelques analyses qui mettent en relief ces différences.

	Couerbe.	Fremy.	Thompson.	De Bibra.	Müller.
C	67.818	66.7	67.04	66.66	68.35
H	11.100	10.6	10.85	10.58	11.30
Az	3.399	2.3	2.24	2.54	4.69
Ph	2.302	0.7	0.46	0.52	»
O	13.113	19.5	19.41	19.70	15.66
S	2.332	»	»	»	»

Les différences, on le voit, portent surtout sur la proportion de phosphore ; de Bibra, tout en consignant cet élément, met sa présence en doute. J'ai constaté que la cérébrine pure retirée du cerveau de l'homme ne renferme pas de phosphore. Voici comment on doit opérer pour arriver à ce résultat :

Un cerveau débarrassé de ses enveloppes est coupé par tranches minces que l'on étend sur des assiettes, et que l'on dessèche à une température comprise entre 75 et 80° ; on obtient ainsi des écailles jaunâtres que l'on pulvérise aisément. On traite la poudre qui en résulte par 2 ou 3 fois son poids d'alcool concentré et bouillant ; on filtre immédiatement, et par le refroidissement on obtient un dépôt blanc jaunâtre formé de cérébrine, d'un principe phosphoré (acide oléophosphorique de Frémy?), de cholestérine et de matière grasse. On jette le tout sur un filtre, on lave à l'alcool froid, et on traite le résidu à plusieurs reprises par de l'éther ; ce dissolvant laisse comme résidu une matière blanche qui jaunit légèrement à l'air et qui donne du phosphore à l'analyse ; c'est encore de la cérébrine impure. Pour la purifier, on la traite par de l'alcool à chaud, mais avec la précaution d'élever graduellement la température, et c'est en cela que consiste la partie délicate de l'opération ; la cérébrine se dissout, il reste une matière jaunâtre, poisseuse, qui adhère au fond de la capsule et qui donne du phosphore à l'analyse. On décante alors rapidement l'alcool, qui, par le refroidissement, abandonne de nouveau la cérébrine ; celle-ci est soumise à un deuxième traitement semblable, et même à un troisième si toute la matière phosphorée n'a pas été éliminée. Cette matière phosphorée diminue du reste rapidement.

Voici l'analyse du premier et du deuxième résidu obtenus pendant la purification :

1er résidu. — Matière	2.05
Précipité magnésien	0.086
D'où Ph. °/o	1.17
2e résidu. — Matière	1.65
Précipité	0.033
Phosphore	0.558

Bref, on obtient une substance blanche, pulvérulente, qui ne jaunit plus à l'air si elle a été convenablement séchée, enfin qui ne contient plus de phosphore.

La cérébrine se présente sous la forme de grains très-légers, d'une blancheur éclatante; elle est insoluble dans l'eau, mais à chaud elle s'y gonfle à la maniére de l'amidon. Elle est également insoluble dans l'éther froid; à chaud, il s'en dissout une petite quantité qui se dépose par le refroidissement.

Par contre, elle est très-soluble dans l'alcool bouillant, mais la presque totalité se sépare par le refroidissement. J'ai également trouvé qu'elle se dissout bien dans le chloroforme; mais malheureusement, dans aucun cas, je n'ai pu l'obtenir à l'état cristallisé, bien que des auteurs prétendent l'avoir vue sous forme de grains cristallins. Cependant, comme le produit que j'ai obtenu était d'une grande pureté, j'ai dû procéder à des déterminations quantitatives; ces analyses montrent bien qu'il s'agit de la cérébrine de Frémy, de de Bibra et de Tompson, mais à un plus grand degré de pureté.

1° Détermination de l'azote.

10cc de liqueur acide ($SO^3HO = 0.289$) ont exigé :

Avant l'expérience	203	div. de baryte.
Après —	181	

Divisions saturées 22

D'où azote = 2.29.

2° Carbone et hydrogène :

1° 0.4955 ont donné : acide carbonique 1.1985 ; eau 0.4835
2° 0.514 — — 1.0250 ; eau 0.507
3° 0.4135 — — 1.0065 ; eau 0.408

On déduit de là :

	I	II	III
C =	65.98	66.345	66.36
H =	10.89	10.96	10.96

Bien que la combustion marche régulièrement, cependant les dernières parties sont difficiles à brûler, circonstance qui explique sans doute la perte observée dans la première analyse ; aussi est-il bon de terminer la combustion dans un courant d'oxygène.

En rapprochant les résultats qui précèdent, on trouve enfin pour la composition de la cérébrine :

C =	66.35
H =	10.96
Az =	2.29
Ph	»
O =	20.38

Sauf le phosphore, cette analyse se rapproche beaucoup de celle de M. Frémy ; au contraire, elle s'éloigne de celle de Müller pour le carbone et l'azote, tandis qu'elle s'en rapproche par l'absence du phosphore ; il ne faut pas oublier que l'auteur allemand a opéré sur la matière cérébrale du bœuf, et que la cérébrine des animaux peut bien présenter avec celle de l'homme une différence analogue à celle qu'on observe, par exemple, entre l'acide taurocholique d'une part, les acides hyotaurocholique et chenotaurocholique d'autre part. Quoi qu'il en soit, la formule $C^{34}H^{33}AzG^{6}$ de Muller n'est pas applicable ici. Il ne serait pas difficile de trouver une formule pour représenter mes résultats, mais une telle formule aurait peu de valeur, même en admettant que la substance analysée ait été obtenue à l'état de pureté, parce que la composition de la cérébrine est trop compliquée. Pour résoudre cette question, il me semble indispensable d'aborder l'étude analytique de la cérébrine, et de mettre en évidence ses véritables générateurs. Ce sont là des recherches délicates et d'autant plus pénibles qu'en opérant sur de grandes masses de matière cérébrale on n'obtient ordinairement qu'une petite quantité de produit pur; il faut en excepter cependant la cholestérine, qui s'obtient aisément et en abondance.

Qu'il me soit permis, en terminant ce premier Mémoire, de remercier publiquement M. le professeur Berthelot de l'extrême bienveillance qu'il m'a toujours témoignée et des précieux conseils qu'il a bien voulu me donner.

Paris. — Typ. PILLET fils aîné, 5. rue des Grands-Augustins.

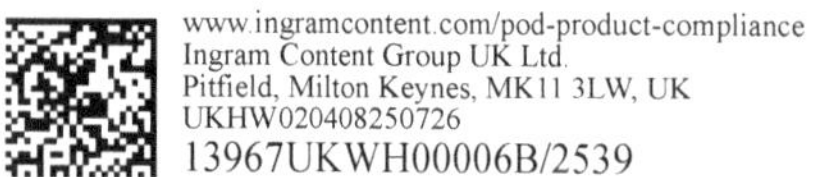
www.ingramcontent.com/pod-product-compliance
Ingram Content Group UK Ltd.
Pitfield, Milton Keynes, MK11 3LW, UK
UKHW020408250726
13967UKWH00006B/2539

9 782012 971523